LA
PHONATION ET LE GOUT

LARYNX ET LANGUE

PAR

G.-J. WITKOWSKI

DOCTEUR EN MÉDECINE DE LA FACULTÉ DE PARIS

PARIS

G. STEINHEIL, LIBRAIRE-ÉDITEUR

2, RUE CASIMIR-DELAVIGNE, 2.

APPAREIL
DE LA PHONATION

CHAPITRE PREMIER

ORGANES DE LA VOIX. — LARYNX.

L'instrument vocal, comme tous les instruments de musique, se compose : 1° d'un organe essentiel qui produit le son ; 2° d'un agent moteur qui fait vibrer cet organe et 3° d'un appareil de renforcement. L'organe qui produit les vibrations sonores est le *larynx* ; l'agent qui provoque ces vibrations est le *porte-vent*, constitué par les *poumons*, les *bronches* et la *trachée* ; enfin l'appareil qui renforce le son est le tuyau vocal, représenté par les cavités pharyngienne, buccale et nasale. Nous ne nous occuperons, dans cette étude, que de la description détaillée de l'organe vocal proprement dit, c'est-à-dire du larynx.

De tous les êtres de la création, les mammifères, les oiseaux et les reptiles sont les seuls qui soient pourvus d'un larynx et de poumons : seuls aussi, ils jouissent de la faculté de produire des sons. Les bruits particuliers que font entendre les autres animaux dépendent, en général, du frottement répété de diverses pièces de leur corps les unes sur les autres : c'est ainsi que l'on explique le mode de production du bruit monotone des criquets, des battements nocturnes du psoque, dit l'*horloge de la mort*, du bourdonnement des mouches et du chant de la cigale.

Chez ces derniers hémiptères, le mâle a seul le privilège de *chanter*, et c'est à ce caractère différentiel que le poète Xénarque fait malicieusement allusion dans ce passage : « Heureuses les cigales, car leurs femelles sont privées de la voix ! » Les oiseaux ont deux larynx : l'un placé à l'extrémité inférieure de la trachée. et l'autre à son extrémité supérieure. Le premier est l'organe producteur du son, et sa situation explique la persistance de la voix chez un poulet auquel on vient de couper le cou ; l'autre semble surtout présider aux modulations variées du ramage et du gazouillement.

Article Ier. — Conformation extérieure du larynx.

La forme du larynx est celle d'une pyramide triangulaire, dont la base est dirigée en haut. Cet organe surmonte la trachée à la façon d'un chapiteau et fait saillie sous la peau de la région antéro-supérieure du cou. Cette situation superficielle l'expose aux atteintes des chocs extérieurs et aux violentes constrictions de la pendaison et de la strangulation.

Le larynx est fixé à l'os hyoïde par l'intermédiaire de la membrane thyro-hyoïdienne ; et comme en même temps cet os donne attache à la base de la langue, il s'en suit que les mouvements du larynx sont subordonnés à ceux de l'organe du goût. Le larynx doit à sa mobilité de concourir aux actes importants de la déglutition et de la production de la voix. Pendant la déglutition, le larynx se porte en avant et en haut ; en se portant en avant, il ouvre l'orifice supérieur de l'œsophage qui reçoit le bol alimentaire, et en se portant en haut, il rencontre la base de la langue qui abaisse l'épiglotte sur l'orifice supérieur du larynx, afin d'empêcher la pénétration de particules alimentaires dans le conduit aérifère. Si la soupape ne remplit pas son office, ce qui arrive lorsqu'on parle ou que l'on rit en mangeant, on *avale*, comme on dit, *de travers*, les aliments s'engagent dans les voies respiratoires en provoquant des accès de suffocation parfois mortels. C'est ainsi qu'un grain de raisin causa la mort d'Anacréon. Ce n'est donc pas une formule banale de politesse, mais une maxime importante d'hygiène que celle qui défend « *de parler ou de rire la bouche pleine* ». Or, Plutarque n'avait pas raison de dire que « le rire était la meilleure sauce dont on puisse assaisonner les aliments », pas plus que Piron d'avancer « que les morceaux caquetés se digéraient mieux. »

Au moment de la déglutition des boissons, celles-ci pénètrent insensiblement dans le larynx, ainsi qu'on a pu s'en assurer à l'aide du laryngoscope après avoir fait avaler un liquide coloré. Les anciens n'ignoraient pas ce fait, puisqu'ils avaient institué des remèdes appelés *artériaques*, qu'ils croyaient propres à guérir les maladies de la *trachée*. C'est d'ailleurs à cette pénétration des liquides que l'on doit attribuer la voix rauque des personnes qui font abus des liqueurs alcooliques.

Pendant l'acte de la phonation, le larynx s'élève dans l'émission des sons aigus et s'abaisse dans celle des sons graves : de là l'attitude des ténors et des coqs qui chantent la tête élevée.

Cette extrême mobilité du larynx est la principale difficulté des opérations que l'on pratique sur cet organe et sur la trachée ; aussi, dans ce cas, est-il de première nécessité de les immobiliser. Sans cette précaution, l'incision de la peau ne coïnciderait pas avec celle des organes profonds, et l'on s'exposerait à l'accident qui est arrivé à Dupuytren lui-même, dans une simple trachéotomie : la canule, au lieu de pénétrer dans la trachée, glisserait sur ses parois.

L'examen de la mobilité laryngienne est d'un grand secours aux chirurgiens pour localiser les tumeurs du cou : si, par exemple, une tumeur suit les mouvements du larynx, ils en concluent qu'elle dépend de cet organe ou d'un de ses annexes, tandis que, dans le cas contraire, ils lui assignent pour siège l'un des organes du voisinage.

Les dimensions de l'organe vocal chez les deux sexes sont sensiblement égales en hauteur : elles ne diffèrent que pour leur diamètre antéro-postérieur. Celui de la femme est plus petit ; et le bord antérieur de cet organe, c'est-à-dire la *pomme d'Adam*, est peu accusé chez elle. Une autre disposition contribue encore à dissimuler la saillie laryngienne de la femme et à arrondir son cou : c'est la présence, de chaque côté du larynx, des deux lobes de la glande thyroïde qui est plus développée que celle de l'homme. On sait que l'accroissement considérable de cette glande constitue le goître. Cette tumeur thyroïdienne peut s'accroître au point de comprimer la trachée et les vaisseaux du cou, en déterminant des symptômes de suffocation et de gêne pour la circulation cérébrale.

Les dimensions du larynx ont une influence manifeste sur les qualités de la voix, et l'acuité de celle-ci est d'autant plus intense que l'organe vocal est moins développé.

C'est pourquoi les femmes, les enfants et les ténors, qui ont le larynx petit, ont aussi la voix élevée, et que le cri des animaux est d'autant plus aigu qu'ils sont plus jeunes : les veaux font cependant exception à cette règle.

L'organisation du larynx subit avec l'âge des modifications inhérentes aux besoins et aux exigences de notre être. A trois ans, le larynx n'est pas plus développé qu'à la naissance, et son volume varie peu jusqu'à l'âge de douze à treize ans. Durant cette première période de la vie, le diapason de la voix ne s'est pas sensiblement modifié ; mais, à partir de l'époque de la puberté, l'organe de la phonation s'accroît subitement et la voix de soprano de l'enfant se transforme en voix de ténor ou de basse, selon les dispositions individuelles ; on dit alors que la voix *mue*. La sympathie qui existe entre les organes de la génération et les organes de la phonation est si manifeste qu'il est permis de conclure du développement des uns à celui des autres : ainsi, les hermaphrodites ont la voix grave, tandis que les castrats et les hypospades ont la voix très grêle. « Quelque peu de rapport qu'on aperçoive entre deux organes si différents, dit J.-J. Rousseau, il est certain que la mutilation de l'un prévient et empêche dans l'autre cette mutation qui survient aux hommes à l'âge nubile, et qui baisse tout à coup leur voix d'une octave. Il se trouve en Italie des pères barbares, qui sacrifiant la nature à la fortune, livrent leurs enfants à cette opération pour le plaisir des gens voluptueux et cruels qui osent rechercher le chant de ces malheureux. » L'usage barbare d'obtenir de belles voix par la castration remonte à une époque très éloignée : on sait d'ailleurs que tous les chanteurs de la chapelle Sixtine avaient subi cette opération.

« Nous tenons du ténor Duprez lui-même, assure le Dr Fournié, qu'étant encore très jeune, il avait failli être victime de l'enthousiasme artistique de son maître Choron. Heureusement le père de M. Duprez refusa avec indignation la proposition radicale que le *maestro* vint lui faire à ce sujet. » De nos jours encore, on pratique cette mutilation à Constantinople, mais dans un but qui n'a aucun rapport avec l'art musical.

Malgaigne pensait de plus qu'il existait une certaine corrélation entre le développement du larynx et celui des fosses nasales ; il semblait ainsi donner raison à cet axiome des anciens : *Nascitur ex naso quanta sit hasta viri.*

Après la puberté, l'accroissement du larynx continue jusqu'à vingt-cinq ans ; mais à partir de cet âge, la forme et le volume de cet organe ne se modifient plus sensiblement. Dans la vieillesse, les cartilages s'ossifient, les muscles deviennent graisseux, et la voix s'affaiblit en prenant un caractère tremblottant.

Article II. — Conformation intérieure du larynx.

La cavité du larynx est plus étroite que ne semble l'indiquer sa configuration extérieure. Conique à sa partie supérieure, elle est cylindrique à sa partie inférieure et rétrécie en son milieu. L'étranglement qui sépare les deux extrémités de l'organe vocal s'appelle la *glotte* : c'est un espace limité par la saillie de deux rubans ligamenteux qui ont reçu le nom impropre de *cordes vocales inférieures*, par opposition à deux autres rubans moins saillants situés plus haut et nommés *cordes vocales supérieures*.

Les cordes vocales supérieures et inférieures de chaque côté circonscrivent entre elles un orifice ovalaire qui donne accès dans une excavation sous-muqueuse, appelée *ventricule du larynx*. Cette cavité présente une profondeur remarquable, chez l'âne et le singe hurleur ; elle semble donc servir à renforcer les sons.

On distingue à la glotte deux parties : l'une antérieure, de forme triangulaire, qui est dite glotte *inter-ligamenteuse*, parce qu'elle répond au bord libre des cordes vocales inférieures ; l'autre postérieure, de forme quadrilatère, qui correspond à l'apophyse vocale des cartilages aryténoïdes, et qu'on appelle *glotte inter-aryténoïdienne*.

La glotte inter-ligamenteuse sert spécialement à l'émission des sons ; de là le nom de *glotte vocale*, par opposition à celui de *glotte respiratoire*, donné à la glotte inter-aryténoïdienne, qui livre passage à l'air de la respiration.

La glotte vocale peut s'agrandir ou se rétrécir, selon les modifications que subit la voix ; sa largeur moyenne, qui à l'état de repos est de 6 mill., peut se dilater jusqu'à 14 mill., ou se contracter au point d'être réduite à zéro. L'étendue de la glotte, c'est-à-dire son diamètre antéro-postérieur, diffère peu de la longueur des cordes vocales, qui varie, d'après M. Sappey, entre 20 et 24 millimètres chez l'homme, entre 16 à 18 chez la femme.

« On conçoit d'après ces dimensions, dit Cruveilhier, comment un louis d'or a pu traverser la glotte en présentant sa circonférence, et descendre jusque dans la trachée. Dans ce cas, la plupart des consultants appelés repoussaient l'idée de la présence de ce corps étranger dans les voies aériennes, parce que, disaient-ils, la glotte ne pouvait pas en permettre le passage. Le malade mourut au bout d'un an : on trouva le louis d'or dans la trachée. »

La glotte respiratoire ou postérieure, niée par quelques auteurs, reste toujours béante et sert d'ouverture d'échappement à l'air de l'expiration pendant la constriction de la glotte vocale. L'art de *ménager son vent*, si important dans la pratique du chant, consiste précisément à ne perdre, par l'ouverture inter-aryténoïdienne, qu'une faible quantité de l'air emmagasiné dans la poitrine.

L'étroitesse de la glotte constitue le principal danger des maladies du larynx et du croup en particulier. On sait que cette maladie est caractérisée anatomiquement par le développement de fausses membranes sur la muqueuse du conduit aérien. Or, la gravité de cette affection est d'obstruer la glotte et de déterminer l'asphyxie en empêchant l'air de pénétrer dans les poumons. Cette obstruction est d'autant plus rapide, que la glotte est plus étroite ; aussi le croup est-il plus dangereux chez l'enfant que chez l'adulte. Pour rétablir la respiration, on pratique à la trachée une incision par laquelle on introduit une canule en argent : telle est l'opération de la trachéotomie.

Elle permet, dans les bonnes séries, de sauver 1 enfant sur 4, tandis que le croup abandonné à lui-même se termine habituellement par la mort. Le croup atteint tous les âges, puisque Washington en est mort à 68 ans ; mais son maximum de fréquence est de 2 à 7 ans. Les garçons y sont plus prédisposés que les filles.

La glotte ne joue pas seulement un rôle important dans la phonation ; elle intervient encore, et d'une façon non moins utile, dans la production de l'*effort*. Pendant la durée de ce phénomène, la glotte reste hermétiquement fermée, dans le but de s'opposer à la sortie de l'air accumulé à l'intérieur de la poitrine. Par ce mécanisme simple et ingénieux, comme toutes les conceptions de la nature, les parois thoraciques sont fortement distendues et peuvent servir de point fixe résistant aux muscles qui doivent entrer en contraction. L'effort intervient dans plusieurs actes physiologiques, tels que la *défécation*, l'*accouchement* et le *vomissement*.

L'examen de la cavité laryngienne étant impossible à l'œil nu, on fait usage à cet effet d'un instrument appelé *laryngoscope*. A l'aide de ce précieux moyen d'investigation, on aperçoit l'intérieur du larynx dans tous ses détails, jusqu'aux cordes vocales inférieures. C'est guidé par cet instrument que l'on peut extraire des tumeurs implantées sur les parois de ces régions profondes. Le laryngoscope est le plus simple des instruments de l'arsenal chirurgical ; il se compose de deux miroirs : *le miroir réflecteur* et le *miroir laryngien*. Le premier projette sur l'autre, placé au fond de la gorge, un faisceau de lumière qui provient d'une lampe voisine ; à son tour, le miroir laryngien éclaire, par réflexion, la cavité laryngienne et reçoit en même temps l'image renversée de celle-ci, qu'il transmet à l'œil de l'observateur.

Article III. — Structure du larynx.

Au point de vue de sa texture, le larynx présente à considérer : 1° un *squelette cartilagineux* formé de pièces mobiles et articulées entre elles ; 2° des *muscles* qui les font mouvoir ; 3° une *membrane muqueuse* qui tapisse les parois de la cavité laryngienne ; 4° enfin, des *vaisseaux* et des *nerfs* qui président à la nutrition et à l'innervation de ces différentes parties.

§ I. **Squelette laryngien**. — Le larynx doit à la nature cartilagineuse des pièces mobiles qui constituent sa charpente de rester toujours béant et de permettre à l'air de la respiration de circuler librement dans l'organe fondamental de la phonation.

Ces pièces sont au nombre de cinq : trois médianes, impaires et symétriques, et deux latérales.

Les premières sont les cartilages *thyroïde* et *cricoïde* dominés par le fibro-cartilage, l'*épiglotte* ; les autres sont les deux cartilages *aryténoïdes*. On rencontre encore dans l'épaisseur des replis muqueux aryténo-épiglottiques les fibro-cartilages de Wrisberg qui ne sont pas constants.

A partir de quarante ans environ, les pièces cartilagineuses et fibro-cartilagineuses du larynx commencent à s'ossifier : elles perdent alors leur élasticité et déterminent la *voix cassée* des vieillards.

Les cartilages laryngiens sont sujets à diverses affections, telles que les inflammations, les fractures et la nécrose ou mortification. Dans ce dernier cas, il n'est pas rare de voir des malades rejeter des fragments parfois considérables de cartilages nécrosés.

I. Thyroïde. (de Θυρεός, bouclier). Ce cartilage doit son nom au rôle protecteur qu'il remplit vis-à-vis du larynx. Sa forme est à peu près celle de la couverture d'un livre à moitié ouvert, dont le dos représenterait la saillie médiane et anguleuse appelée vulgairement *pomme d'Adam*. Cette saillie existe dans les deux sexes, mais elle est plus prononcée chez l'homme.

A la face postérieure du cartilage on remarque sur la ligne médiane une dépression plus ou moins profonde, appelée *angle rentrant*.

Cet angle correspond à la saillie de la face antérieure ; il donne attache, en haut, à l'épiglotte et aux cordes vocales supérieures ; au milieu, aux cordes vocales inférieures et en bas, aux muscles thyro-aryténoïdiens.

Le bord supérieur du thyroïde a la configuration de deux S italiques horizontalement dirigés ; il relie le larynx à l'os hyoïde par l'intermédiaire de la membrane fibreuse thyro-hyoïdienne qui s'étend de l'un à l'autre. Le bord inférieur du thyroïde est plus court, moins sinueux, et sert de point d'insertion au bord supérieur de la membrane crico-thyroïdienne.

Latéralement, les *petites cornes* du thyroïde s'articulent avec les facettes correspondantes du cricoïde et permettent au premier cartilage d'exécuter des mouvements de bascule en avant ou en arrière, dont l'effet est de tendre ou de relâcher les cordes vocales inférieures.

II. Le CRICOÏDE (de χρίχος, anneau) ressemble à une bague dont le châton serait tourné en arrière ; il doit d'ailleurs son nom à la similitude de sa conformation avec l'anneau d'ivoire que les Turcs portaient au pouce pour lancer les flèches. Uni solidement à la trachée, dont il peut être considéré comme le premier anneau, le cricoïde est fixe et sert de point d'appui aux autres cartilages du larynx, qui tous sont mobiles : aussi est-il encore appelé *cartilage fondamental*.

III. L'ÉPIGLOTTE (de ἐπί, sur, et γλωττίς, glotte) est une lamelle fibro-cartilagineuse qui s'applique, à la manière d'un couvercle, sur l'orifice supérieur de la cavité laryngienne et qui n'a aucun rapport direct avec la glotte, bien que son étymologie semble l'indiquer. Elle ressemble à une feuille de pourpier par sa forme ovalaire et à une feuille de millepertuis par les nombreuses ouvertures glandulaires qui criblent sa face postérieure. Son extrémité supérieure est libre et peut être aperçue au fond de la gorge, en déprimant fortement la base de la langue. L'épiglotte adhère à cet organe par des fibres élastiques, résistantes, dont l'ensemble constitue le ligament glosso-épiglottique. Cette disposition anatomique n'est pas étrangère à l'asphyxie qui se produit quelquefois sous l'influence du chloroforme ; dans ce cas, la langue s'affaisse sur l'épiglotte qui obture à son tour l'orifice laryngien.

On remédie à cet accident en attirant la pointe de la langue en avant à l'aide des pinces à griffes.

L'épiglotte a pour fonction importante d'empêcher l'introduction des matières alimentaires dans le tube laryngien au moment de la déglutition. Cependant Magendie a démontré qu'on pouvait priver un animal de cet opercule sans modifier sensiblement ce temps de la digestion : la base de la langue supplée alors à l'absence de l'épiglotte en recouvrant plus ou moins exactement l'ouverture du larynx.

L'épiglotte semble aussi jouer un rôle dans la phonation, mais il n'est pas encore nettement défini par les physiologistes. Les uns en font l'agent principal de la voix tremblottante, d'autres l'assimilent aux soupapes mobiles des tuyaux d'orgue dont l'action est « d'enfler le son sans modifier le ton. »

Ce fibro-cartilage est relié d'un côté au pharynx par le repli muqueux pharyngo-épiglottique et de l'autre aux cartilages aryténoïdes par les replis muqueux aryténo-épiglottiques.

IV. ARYTÉNOÏDES (de ἀρύταινα, entonnoir). Au nombre de deux, ces cartilages rappellent par leur forme les vases en entonnoir appelés autrefois becs d'aiguières et que les carafes ont remplacés de nos jours. Ce sont deux petites pyramides triangulaires dont la base s'articule avec le cartilage cricoïde. Cette base est munie de deux saillies ou *apophyses* : une interne et l'autre externe. L'apophyse interne est encore appelée *vocale*, parce qu'elle donne attache à l'extrémité postérieure des cordes vocales inférieures ; l'apophyse externe sert de point d'insertion aux muscles crico-aryténoïdiens postérieurs et crico-aryténoïdiens latéraux.

Leur *face antérieure* et *externe* donne attache, en haut, aux cordes vocales supérieures et en bas aux muscles thyro-aryténoïdiens contenus dans l'épaisseur des cordes vocales supérieures ; leur *face postérieure* et *externe* reçoit dans sa concavité les insertions du muscle aryténoïdien ; enfin, leur *face interne*, qui est plane et de peu d'étendue, limite l'espace que nous avons précédemment décrit sous le nom de glotte inter-aryténoïdienne ou glotte respiratoire.

Le sommet de ces cartilages est incliné en dedans et chacun d'eux est surmonté d'un appendice cartilagineux de forme corniculée, appelé *tubercule de Santorini*.

Les physiologistes qui, à l'exemple de Ferrein et de Geoffroy-St-Hilaire, ont comparé l'instrument vocal au violon, considéraient l'air comme l'*archet* qui faisait vibrer les rubans vocaux, et les cartilages aryténoïdes comme les *chevilles* qui avaient pour office de tendre ces rubans. Ceux-ci doivent, d'ailleurs, leur nom de *cordes vocales* à cette similitude d'action qui est plutôt apparente que réelle.

§ 2. — Les **Muscles du larynx** sont de deux ordres : les muscles *extrinsèques* et les muscles *intrinsèques*. Les premiers ne s'insèrent au larynx que par une de leurs extrémités et n'impriment à cet organe que les mouvements de totalité : tels sont les *sterno-thyroïdiens*, les *thyro-hyoïdiens* et le *constricteur inférieur* du *pharynx*. Les autres muscles, les seuls que nous décrirons ici, appartiennent à l'organe vocal dans toute leur étendue.

Ces muscles prennent le nom des pièces cartilagineuses qui leur donnent insertion. Ils sont au nombre de onze : cinq pairs et un impair. Le muscle impair est l'*aryténoïdien* ; les muscles pairs sont : les *crico-thyroïdiens*, les *crico-aryténoïdiens postérieurs*, les *thyro-aryténoïdiens* et les *crico-aryténoïdiens latéraux*.

Les muscles intrinsèques du larynx agissent sur les cartilages dans le but d'écarter ou de rapprocher l'une de l'autre les extrémités postérieures des cordes vocales inférieures, c'est-à-dire d'élargir ou de rétrécir la glotte pour la production du son et des tons de la voix.

A l'époque de la puberté, les muscles ne se développent pas aussi rapidement que les cartilages. Cette inégalité d'accroissement modifie le caractère de la phonation et produit la *mue* de la voix.

Les muscles du larynx sont sujets aux maladies qui affectent le système musculaire en général, telles que : l'inflammation, la dégénérescence graisseuse, les spasmes, les convulsions et les paralysies.

Les *convulsions* des muscles laryngiens se rencontrent dans le spasme de la glotte, la laryngite striduleuse, l'épilepsie et l'hystérie ; leur *paralysie* accompagne le croup, l'anévrysme de la crosse de l'aorte, etc. Le *délire des aboyeurs* est caractérisé par un cri particulier représentant le jappement du chien. Il s'observe chez les personnes affectées de chorée ou danse de Saint-Guy, et résulte des convulsions choréiques des muscles laryngiens.

I. MUSCLE ARYTÉNOÏDIEN. Ce muscle a la forme quadrilatère ; il est situé à la partie postérieure de l'organe vocal et se compose de deux ordres de fibres : les unes transversales, occupent la couche profonde, les autres obliques, disposées en sautoir, se prolongent dans l'épaisseur des replis *aryténo-épiglottiques* pour former les muscles de même nom. L'action du muscle aryténoïdien est de concourir au rapprochement des cartilages aryténoïdes et de rétrécir la glotte.

II. MUSCLES CRICO-THYROÏDIENS. Par le mouvement de bascule en avant qu'ils font exécuter au cartilage thyroïde, ces muscles déterminent la tension des cordes vocales, et sont ainsi constricteurs de la glotte. La section des nerfs laryngés externes qui innervent ces muscles paralyse les crico-thyroïdiens et donne à la voix une raucité qui disparaît dès que l'on supplée à l'action de ces muscles en faisant basculer le cartilage thyroïde à l'aide des doigts.

III. Les MUSCLES CRICO-ARYTÉNOÏDIENS POSTÉRIEURS agissent sur les cartilages aryténoïdes en imprimant à leur apophyse vocale un mouvement de rotation en haut et en dehors qui contribue à *dilater* la glotte. Ces muscles sont animés par les nerfs laryngés inférieurs ou *récurrents* et leur paralysie détermine une asphyxie plus ou moins rapide, suivant l'âge du sujet. Les jeunes animaux succombent plus vite parce qu'ils n'ont pas de glotte postérieure inter-aryténoïdienne ou respiratoire. C'est le physiologiste Legallois qui, le premier, a fait cette remarque en voulant rendre aphone un jeune chien qui le fatiguait par ses aboiements incessants : il sectionna le nerf récurrent et l'animal périt, aussitôt, asphyxié. Longet répéta cette expérience sur des chiens plus âgés, et ceux-ci devinrent aphones mais continuèrent à vivre pendant quelques jours.

IV. Les MUSCLES THYRO-ARYTÉNOÏDIENS sont contenus dans l'épaisseur des cordes vocales inférieures et exercent une action directe sur celles-ci dans la constriction de la glotte.

V. Les MUSCLES CRICO-ARYTÉNOÏDIENS LATÉRAUX, comme les précédents, rétrécissent la glotte, mais par un mécanisme différent : ils impriment aux apophyses vocales des aryténoïdes un mouvement de rotation en dedans qui les rapproche l'un de l'autre.

En résumé :

1o Tous les muscles sont disposés par paire, excepté UN : l'*aryténoïdien* ;

2o Tous ont une insertion à l'aryténoïde, excepté UNE paire : les *crico-thyroïdiens* ;

3o Tous sont animés par le nerf récurrent, excepté UNE paire : les *crico-thyroïdiens* ;

4o Tous, enfin, sont constricteurs de la glotte, excepté UNE paire : les *crico-aryténoïdiens postérieurs*.

§ 3. **Muqueuse du larynx**. La face interne du larynx est tapissée d'une membrane muqueuse qui se continue en haut avec celle des cavités buccale et pharyngienne, en bas avec celle de la trachée : seule, la surface externe de l'organe vocal est dépourvue d'enveloppe muqueuse. Cette membrane, de couleur rosée, présente une faible épaisseur dans toute l'étendue de la cavité laryngienne, et, au niveau de la glotte, elle devient si mince, que par transparence, on aperçoit l'aspect nacré des cordes vocales inférieures. La surface libre de la muqueuse laryngienne est recouverte d'épithélium à cils vibratiles. Ces prolongements filiformes et microscopiques sont agités d'un mouvement continu qui leur permet de tamiser l'air de la respiration. Les poussières atmosphériques retenues par ces innombrables filaments sont ensuite expulsées avec les mucosités bronchiques et donnent aux crachats, surtout à ceux du matin, une teinte gris foncé qui inquiète, mais à tort, beaucoup de personnes. Au niveau du bord libre des cordes vocales inférieures, l'épithélium à cils vibratiles est remplacé par de l'épithélium pavimenteux qui caractérise les membranes à frottement. Cette modification de structure concorde donc avec l'hypothèse qui attribue la production des sons à la vibration des rubans vocaux.

La surface profonde de la muqueuse laryngienne est adhérente aux parois du larynx : cependant, au moment où celle-ci passe des bords de l'épiglotte sur les aryténoïdes pour former les *replis aryténo-épiglottiques*, elle est doublée d'une couche de tissu cellulaire très-lâche. C'est dans les mailles de cette trame extensible que se fait l'infiltration séreuse ou purulente qui constitue la *laryngite œdémateuse*. On donne encore à cette maladie le nom d'*œdème de la glotte*, mais cette dénomination est impropre puisque les parois de la glotte ne sont jamais infiltrées. Cette maladie est très commune en Angleterre, où les enfants ont la mauvaise habitude de boire à même la théière.

La muqueuse laryngée renferme dans son épaisseur des *glandes* qui sécrètent un liquide particulier destiné à humecter ses parois ; des *nerfs* qui président à sa sensibilité et enfin des *vaisseaux* qui sont préposés à sa nutrition.

I. Les GLANDES remplissent un rôle important dans la phonation, puisque, sans l'intervention de leur sécrétion, la muqueuse des cordes vocales ne serait pas entretenue dans un état suffisant d'humidité et cesserait de fonctionner. C'est, en effet, ce que l'on observe lorsque la sécrétion est arrêtée, soit par une inflammation intense, soit par une émotion vive, soit encore par une absorption considérable de poussières. Ces glandes ont été divisées d'après leur siège en *épiglottiques*, *ventriculaires* et *aryténoïdiennes*. Ces dernières sont contenues dans les replis aryténo-épiglottiques, au-devant des cartilages aryténoïdes ; elles affectent la disposition d'un L dont la branche verticale longe les cartilages aryténoïdes et la branche horizontale suit la direction des cordes vocales supérieures. On rencontre souvent logé au milieu de ce groupe de glandules le cartilage cunéiforme de Wrisberg, qui parfois est réduit à l'état de grains cartilagineux.

II. Le NERF LARYNGÉ SUPÉRIEUR donne la sensibilité à la partie sus-glottique de la muqueuse laryngée et le nerf laryngé externe préside à celle de la partie sous-glottique. Bien que le laryngé externe soit un rameau du premier, la sensibilité de la portion qu'il innerve est cependant moins exquise que celle des autres régions du larynx : ainsi, la présence d'un corps étranger dans la région sus-glottique est très pénible, tandis qu'elle est supportable dans la région sous-glottique.

III. Les ARTÈRES du larynx sont les *laryngées supérieures, inférieures* et *postérieures,* branches des artères *thyroïdiennes supérieures* et *inférieures*. Elles se ramifient dans l'épaisseur des tissus constitutifs du larynx et servent à leur nutrition.

CHAPITRE II.

DE LA VOIX.

La voix est le son que font entendre les animaux supérieurs pourvus d'un larynx ; elle sert à manifester leurs besoins et à les mettre en relation avec tous les êtres doués du sens de l'ouïe. Le mécanisme de la formation de la voix est un simple phénomène respiratoire qui se passe pendant le temps de l'expiration au niveau de la glotte.

La force de la voix est en rapport avec les dimensions de l'organe générateur du son et avec celles de la cavité thoracique. C'est pourquoi les femelles des animaux, qui ont toutes un larynx moins développé que celui des mâles, ont aussi la voix plus aiguë, à l'exception cependant de la vache, dont le mugissement est plus grave que celui du taureau.

L'influence qu'exerce la capacité de la poitrine sur la voix ressort de la difficulté que l'on éprouve à chanter après le repas, alors que l'estomac refoule plus ou moins le diaphragme et rétrécit d'autant la cavité thoracique.

On a aussi remarqué que les qualités de la voix étaient subordonnées à l'état de la force élastique de l'air atmosphérique. C'est sans doute pour cette raison que les chanteurs ont la voix plus aiguë en été qu'en hiver et que les instruments de musique font plus de bruit le matin que dans le courant de la journée.

« Pour une oreille délicate, dit le Dr Colombat, la voix d'un individu peut apprendre beaucoup de choses sur son tempérament, sur son caractère, sur ses qualités morales et sur les dispositions de son esprit. Il est certain que la situation de l'âme influe d'une manière assez marquée sur l'organe de la voix, qui diffère toujours suivant les circonstances. On peut donc dire avec Grétry, que si l'homme sait se cacher dans ses discours, il n'a pas encore appris à se cacher dans ses intonations. Lavater a dit avec raison que la voix et le visage s'associaient le plus souvent. » Le « Parle afin que je te voie » de Platon rentre encore dans le même ordre d'idées.

« On raconte, dit A. le Pileur, que Grétry s'amusait à noter aussi exactement que possible le *bonjour monsieur* des gens qui lui faisaient visite, et ces deux mots peuvent, en effet, exprimer par leur intonation les sentiments les plus opposés, malgré l'identité constante du sens littéral. Le comédien Baron émouvait jusqu'aux larmes son auditoire en récitant les vers de la chanson : *Si le roi m'avait donné Paris sa grand' ville ...* »

Les variétés du timbre de la voix sont aussi nombreuses que les individus et cependant elles sont si différentes entre elles qu'il suffit souvent d'entendre parler une personne pour la reconnaître. C'est ainsi qu'Isaac reconnut Jacob après avoir été trompé en le touchant.

Il est facile de déguiser le son de sa voix en modifiant le jeu de l'appareil vocal, et certaines personnes atteignent même une grande perfection dans l'art d'imiter la voix des autres. Ce don d'imitation n'est pas seulement l'apanage de l'espèce humaine, il se rencontre encore chez divers oiseaux : ainsi, le grand motteux du Cap doit son nom d'*imitateur* à la faculté qu'il possède de contrefaire tous les sons qu'il entend.

Les individus qui sont habitués à vivre au milieu du bruit, tels que les marins et les voyageurs en général, ont le diapason vocal plus élevé que celui des autres ; les sourds ont aussi une voix très forte et qui a donné lieu au proverbe : *crier comme un sourd.*

On s'accorde généralement à reconnaître que la production de la voix s'opère au niveau de la glotte. On démontre cette proposition par l'expérience suivante : ayant disposé un larynx humain sur une soufflerie, on fait jouer celle-ci, et aussitôt un son, qui rappelle la voix humaine, se fait entendre ; mais si l'on vient à pratiquer une ouverture *au-dessous* de la glotte, l'air s'échappe par les lèvres de cette incision et aucun son ne peut plus être émis, tandis qu'il se reproduit de nouveau si l'orifice artificiel est pratiqué *au-dessus* de la glotte. C'est pour le même motif que les opérés du croup, porteurs d'une canule introduite dans la trachée, ne peuvent parler à voix haute.

Si les physiologistes, sont d'accord pour considérer la glotte comme le siège unique de la formation des sons vocaux, il n'en est plus de même lorsqu'il s'agit de déterminer la cause efficiente de ce phénomène : les uns, en effet, attribuent cette importante fonction à l'air, les autres pensent que ce rôle est exclusivement dévolu aux cordes vocales inférieures. Les partisans de cette dernière hypothèse s'appuient surtout sur une preuve pathologique de grande valeur, à savoir qu'une lésion, même légère, de la muqueuse des rubans vocaux, suffit pour altérer la pureté de la voix.

Mais où les physiologistes sont entièrement divisés, c'est lorsqu'il s'agit de déterminer à quel ordre d'instrument on doit rapporter l'organe vocal : en effet, Galien le comparait à la flûte, Magendie, au haut-bois ; Despiney, au trombonne ; Diday, au cor de chasse ; Savart, à l'appeau des oiseleurs ; Biot, au tuyau d'orgue et Ferrein, à l'épinette ou clavecin.

De nos jours on s'accorde à assimiler l'appareil vocal aux instruments à *anche* : les *poumons* représenteraient le *soufflet* de ces instruments ; la trachée et les bronches, le *porte-vent* ; les cordes vocales, les *anches membraneuses* ; enfin les cavités pharyngienne, buccale et nasale, le *tuyau vocal de renforcement*.

Le larynx est l'instrument le plus ancien, le plus simple et le plus parfait qui existe ; il serait donc oiseux de lui chercher un analogue dans les instruments que nous connaissons.

Le passage de l'air dans l'appareil de la phonation donne encore lieu à la production de bruits particuliers, qui sont provoqués par des excitations physiques ou morales : tels que : la toux, le ronflement, l'éternuement, l'expectoration, le moucher, le hoquet, le rire, le soupir, le sanglot et le bâillement.

La voix peut subir des altérations plus ou moins profondes sous l'influence de divers états maladifs : elle est faible dans les convalescences, elle est enrouée et même éteinte dans les inflammations de la muqueuse laryngée, enfin, elle peut disparaître complètement, à la suite d'une simple impression du froid, d'une émotion vive, d'un trouble de la menstruation, d'une lésion congestive ou encore d'une paralysie de l'appareil vocal. L'extinction de voix ou *aphonie* (de α privatif et φωνή, voix), ne doit pas être confondue avec le *mutisme*, ces deux affections diffèrent entre elles par des caractères tranchés : la première, en effet, est la privation de la voix avec conservation de la parole, tandis que la seconde permet l'émission des sons, mais rend impossible leur articulation.

Il nous reste à étudier au point de vue physiologique les modifications que la voix éprouve lorsqu'elle est *cadencée*, *inarticulée* ou *articulée* : dans le premier cas elle produit le *chant*, dans le second, le *cri*, et dans le dernier la *parole*.

Article Ier. — Voix cadencée. Chant.

D'après J.-J. Rousseau, le chant est une seconde voix donnée à l'homme ; il l'appelait la *voix mélodieuse*. Elle résulte de l'assemblage de sept sons musicaux ou *notes*, caractérisées chacune par une tonalité différente ; telles sont : l'ut_1 qui correspond à 128 vibrations, le re_1 à 144, le mi_1 à 160, le fa_1 à 170, le sol_1 à 192, le la_1 à 214 et le si_1

à 240. Ces sept notes forment une période désignée sous le nom de *gamme*. On appelle *échelle musicale* une série de plusieurs gammes ; or chacune d'elles est composée des sept notes fondamentales et le nombre de leurs vibrations est un multiple de celles de la première période : la_3, par exemple, est représentée par un nombre de vibrations triple de la_1, c'est-à-dire trois fois 214, soit 642. Chaque son principal est accompagné de deux sons transitoires ou intermédiaires appelés *dièses* et *bémols* : pour diéser une note, il suffit d'augmenter son nombre de vibrations dans le rapport de 24 à 25, tandis que pour la bémoliser il faut au contraire diminuer ce nombre, dans le rapport de 25 à 24.

Quand il existe entre deux sons un rapport de 1 à 2, on dit qu'ils sont à l'*octave* l'un de l'autre. Un même morceau de musique sera toujours chanté par la femme, grâce à la disposition particulière de son larynx, à l'octave de l'homme.

Dans la voix articulée, l'étendue de l'échelle musicale est environ d'un octave, tandis que dans la voix modulée la voix humaine peut parcourir de deux octaves à deux octaves et demie ; les bonnes musiciennes atteignent même trois octaves. On divise les voix humaines d'après leur étendue dans l'échelle musicale en cinq espèces : trois pour les hommes : la *basse-taille*, qui s'étend du mi_1 au la_2 ; le *baryton*, du la_1 au fa_3 ; le *ténor*, du do_2 au do_4 (Tamberlick s'élève jusqu'au $ré_4$) ; et deux pour les femmes : le *soprano*, du do_3 au do_5 ; l'*alto* du fa_2 au fa_4 (la Patti et Nilson atteignent facilement le fa_5 dans la *Flûte enchantée*).

On voit d'après ces indications que le son le plus bas de la voix humaine est mi_1 et le son le plus élevé est do_5 : le premier correspondant à 160 vibrations et l'autre à 2048 ; or ces chiffres sont loin d'atteindre la limite des sons perceptibles qui est, d'après Despretz, de 16 vibrations doubles pour les sons graves, et 36850 pour les sons aigus.

Les qualités de la voix dépendent des modifications dans l'*intensité*, la *hauteur* et le *timbre*.

I. L'INTENSITÉ donne à la voix le caractère *piano*, *forte*, etc.

II. La HAUTEUR ou TON est le rapport de gravité ou d'acuité de deux sons ; s'ils ont le même nombre de vibrations, ils sont dits à l'*unisson* ; et suivant qu'ils occupent le bas ou le haut de l'échelle musicale, ils sont *graves* ou *aigus*.

III. Le TIMBRE de la voix est de deux sortes : le timbre *clair* que l'on a représenté par l'intonation de la lettre *é* et le timbre *sombre* par celle de la lettre *o*. Le premier est plus éclatant et plus varié dans ses modulations, il est particulier au chanteur français et s'adapte surtout à l'emploi des ténors ; le timbre *sombre* a une sonorité uniforme mais plus agréable à l'oreille, et cependant il fatigue davantage l'organe vocal. Il est spécial aux chanteurs italiens et convient au rôle des barytons. Le même chanteur peut indifféremment employer les deux timbres comme d'ailleurs il peut donner la même note dans les deux registres *de poitrine* ou *de faucet*.

La *voix de poitrine* ou voix ordinaire résulte des vibrations des organes sous-glottiques, et la voix de *faucet* ou *de tête* semble placée sous la dépendance des organes sus-glottiques, de là son nom (de *faux*, *faucis* la gorge).

Le *timbre nasonné* ou *nasonnement* résulte d'un obstacle à l'écoulement des sons par les fosses nasales. Il se manifeste encore par un mécanisme inverse : quand on parle la bouche fermée, alors que l'air s'échappe librement par le nez. Dans ces deux cas le nasonnement est produit par le retentissement exagéré du son dans les cavités nasales. On l'observe donc chez les individus atteints de polypes nasaux et chez ceux qui sont affectés de perforation du palais, de paralysie de son voile ou encore d'hypertrophie amygdalienne. Blandin prétend que la voix nasonnée est moins accusée en parlant la langue anglaise qu'en parlant la langue française.

Quant au *timbre nasillard* ou *nasillement*, c'est une modification permanente et individuelle de la voix, qui tient à une conformation particulière de l'arrière-gorge. On sait que la voix nasillarde et chevrotante de Polichinelle est obtenue à l'aide d'un instrument nommé *pratique* que le joueur de marionnettes a dans la bouche.

En appliquant l'oreille sur la poitrine d'une personne qui parle, on entend une résonnance spéciale de la voix qui se modifie dans certaines affections pulmonaires et prend les noms de *bronchophonie*, d'*égophonie* ou voix de chèvre et de *pectoriloquie* selon les caractères qu'elle présente.

Article II. — Voix inarticulée. Cri.

Le cri est un son inarticulé, déterminé par une sorte d'explosion vocale au niveau de la glotte. Le cri est propre à chaque espèce d'animaux ; c'est ainsi que le merle, siffle ; l'âne, brait ; la brebis, bêle ; le cerf, brâme ; le canard, nasille ; le cochon, grogne ; le cheval, hennit ; le pigeon, roucoule ; le dindon, glouglloute ; la grenouille, coasse, etc. Chez l'homme le cri constitue son unique langage quand il est en bas âge, il lui suffit alors pour manifester ses besoins ; plus tard il s'en sert comme moyen d'expression d'une émotion vive ou d'un sentiment violent ; aussi Montaigne disait-il avec raison que les cris « *évaporent les secrets de l'âme* ».

Le docteur Colombat a établi l'échelle diatonique de nos impressions morales et physiques en notant, comme l'air d'une romance, les diverses intonations de tous les cris de l'espèce humaine, tels que les douleurs de l'enfantement, la quinte chromatique de la coqueluche, le vagissement du nouveau-né, le rire, le sanglot, etc.

Malgaigne s'est appliqué à noter avec un flageolet l'expression musicale de l'agonie d'un chien ; il la traduisit par ces notes : la, sol, fa, mi, ré.

On est même parvenu à organiser un concert avec des animaux, en excitant leurs cris selon les besoins de la mélodie.

« Don Christoval, raconte Isidore Bourdon dans ses *lettres à Camille*, nous a laissé l'histoire d'un concert de ce genre qu'on donnait à Bruxelles en 1549, la veille de l'Assomption, en l'honneur d'un prince de Castille du nom de Philippe. Un parfait musicien, déguisé en ours, touchait un orgue à chaque touche duquel était solide-ment attachée la queue d'un chat miaulant ; et comme tous ces chats étaient diffé-rents de taille et d'âge, il résultait de tous ces cris des sons extrêmement diversifiés que l'habile musicien savait allier et faire concorder jusqu'à l'illusion. »

Tout récemment, un autrichien Hans Tammer, a fait entendre à Paris un quatuor de chiens. Leur maître a réussi à les faire aboyer dans deux tonalités différentes. Il leur faisait exécuter, en les touchant avec une cravache, la chanson de *Rigoletto* et un refrain de valse allemande.

Article III. — Voix inarticulée. Parole.

La parole est l'instrument de la pensée qui permet à l'homme de communiquer avec ses semblables ; elle exige, pour se manifester, le concours de trois éléments essentiels ; l'intelligence, les organes de la phonation et ceux de l'ouïe. Si l'une quelconque de ces conditions fait défaut, la parole ne peut exister. C'est pourquoi les animaux et les idiots ne poussent que des cris inarticulés et que les sourds de naissance sont toujours muets. Le mutisme est *naturel* ou *accidentel* : dans le premier cas, il remonte aux premières années de la naissance et n'est le plus souvent que la conséquence de la *surdité*, mais il n'est pas héréditaire comme on le croit générale ment ; dans l'autre cas, il est symptomatique, d'une paralysie passagère ou permanente de l'organe de la parole. Quelquefois le mutisme est *simulé*, et il s'observe surtout chez des fous ou chez des jeunes gens qui veulent échapper à la conscription ; d'autres fois il est *intermittent*, et les mélanges de l'Académie des curieux de la nature rapportent le cas d'un Wurtembergeois qui, pendant quatorze ans, ne parlait chaque jour que pendant deux ou trois heures ; mais ce fait, en raison de son origine, ne doit être admis qu'avec la plus grande réserve. La mutité naturelle est au-dessus des ressources de l'art ; on cite cependant des muets qui ont recouvré la parole sous une influence morale très vive : le fils de Crésus, par exemple, retrouva la parole pour arrêter le bras d'un ennemi qui allait tuer son père.

De tout l'appareil de la phonation, le *tuyau vocal*, qui s'étend depuis les lèvres et les narines jusqu'aux rubans vocaux, est la seule région qui entre en jeu dans la production de la parole : aussi est-il encore possible de parler à voix basse lorsque la trachée a été ouverte.

L'absence de la langue, qui d'ailleurs n'est jamais complète, n'entraîne pas la perte de la parole. Un fait cité par A. Paré prouve, au reste, que dans des cas graves, on ne doit pas désespérer de rendre la parole au malade. « A un village près de Bourges, un *quidam* qui eut la langue en partie coupée resta trois ans sans *pouvoir par sa parole estre entendu* ; on le chatouilla pendant qu'il buvait à une écuelle de bois mince qu'il avait entre les dents, et *proféra quelques paroles, en sorte qu'il fut entendu*. Charmé de cet événement le villageois ne se sépara plus de son écuelle, qu'il mettait entre ses dents quand il voulait parler ; il la remplaça ensuite par un instrument de bois fait sur le modèle de l'écuelle, instrument qu'il pendit à son cou. »

La faculté du langage articulé a été localisée par Gall et Bouillaud, dans les lobes antérieurs du cerveau : ce dernier a même institué un prix de 500 francs destiné à celui qui lui montrerait une altération de la parole coïncidant avec une lésion en dehors des lobes antérieurs, ou réciproquement à celui qui montrerait une lésion profonde des lobes antérieurs sans altération de la parole. M. Broca a fait remarquer que les altérations de la parole coïncidaient souvent avec une lésion de la troisième circonvolution du lobe frontal gauche.

L'*aphasie* (de α privatif et φασις parole) est une affection curieuse qui permet au malade de comprendre ce qu'on lui dit sans pouvoir exprimer sa pensée par la parole. Parfois, les autres manifestations expressives de la pensée, telles que l'écriture et la mimique, subissent aussi des troubles profonds ; mais ce qui arrive le plus fréquemment, c'est de perdre la faculté de manifester sa pensée par la parole.

Les individus atteints de cette lésion de l'entendement ne peuvent articuler que certains mots qu'ils disent à tout propos. Trousseau cite, dans sa clinique de l'Hôtel-Dieu, plusieurs observations de cette maladie : par exemple, une personne répétait pendant quatre heures consécutives le mot bizarre *monomomentif* : ce malade ajoutait *tif* à la première syllabe des mots qu'il voulait prononcer, au lieu de *bonjour*, il disait *bon-tif*; un autre ne prononçait et n'écrivait que son nom ; d'autres disaient sans cesse : *no, oui, nasi, bousi, cousisi ;* ce dernier ne pouvait écrire que *paquet* pour tous les mots qu'on lui dictait.

Autre fait cité par Trousseau : « Madame B..., belle-mère d'un médecin très recommandable, sans avoir jamais éprouvé d'accidents paralytiques, arriva assez rapidement à des troubles d'intelligence fort singuliers. Un visiteur entre chez elle ; elle se lève pour le recevoir avec un air de bienveillance et lui montrant un fauteuil : « *cochon, animal, fichue bête....* » — Madame vous invite à vous asseoir, dit le gendre, qui interprète la volonté de la malade, si étrangement exprimée. Notons en effet que les actes de cette dame paraissaient assez sensés, et, chose bizarre, qui n'est pas ordinaire chez les aphasiques, elle ne semblait pas s'impatienter et comprendre le sens des injures qu'elle disait. »

Certains individus, doués d'une grande souplesse de l'appareil phonateur, peuvent articuler des sons, la bouche restant immobile. Ils donnent à leur voix des inflexions et des intonations telles, que les sons vocaux semblent sortir d'un endroit éloigné. On leur a donné le nom de *ventriloques* (de *venter*, ventre et *loqui*, parler), ou encore d'*engastrimythes* (de ἐν dans, γαστήρ ventre et μύθος parole), parce qu'on croyait qu'ils parlaient du ventre.

Cette illusion vocale est la conséquence de l'imperfection du sens de l'ouïe, qui ne peut apprécier ni la distance ni la direction d'un son, et tout l'art du ventriloque consiste, par une mimique habile, à attirer l'esprit du spectateur vers l'endroit d'où semble provenir le son modifié de sa voix.

La ventriloquie fut autrefois l'objet de plaisanteries et de supercheries sans nombre : les pythonisses, les oracles et les devins de l'antiquité n'étaient autres que des ventriloques de talent qui exploitaient effrontément la crédulité publique ; de nos jours elle n'est plus qu'un objet de curiosité et d'amusement. C'est ainsi que les spectacles de l'*homme à la poupée*, dont l'invention est due au baron de Mengen, a diverti et fait courir tout Paris.

Le langage est *phonétique* s'il s'adresse à l'ouïe et *mimique* s'il n'impressionne que la vue. Il est impossible d'arriver par les gestes à un résultat aussi parfait que celui que l'on obtient avec la *parole*. Cependant Tacite raconte que Roscius traduisait avec tant de perfection en langage mimé les discours de Cicéron, qu'il était compris de tous. Sophron est le premier auteur qui a composé un drame muet ou pantomime que l'acteur interprétait par des gestes, par des attitudes diverses, sans faire usage de la parole. Ce genre de spectacle a été continué de nos jours par deux artistes de talent : Paul Legrand et Debureau.

Le langage *phonétique* se compose de *phrases* formées de plusieurs *mots* qui résultent de l'assemblage de plusieurs *syllabes*. Chaque syllabe est elle-même constituée par la combinaison de certains signes sonores appelés *voyelles* et *consonnes*.

I. Les VOYELLES sont au nombre de cinq, *a, e, i, o, u* ; elles sont engendrées dans le larynx au niveau de la glotte et sont complétées dans la cavité buccale, ainsi que le fait remarquer le maître de philosophie du *Bourgeois gentilhomme* :

« La voyelle A se forme en ouvrant fort la bouche ; » pour l'O, « l'ouverture de la bouche fait justement comme un petit rond qui représente un O ; » enfin, pour l'U, « vos deux lèvres s'allongent comme si vous faisiez la moue, d'où vient que si vous la voulez faire à quelqu'un et vous moquer de lui, vous ne sauriez lui dire que U. »

Si au moment de l'émission d'une voyelle on fait passer l'air par les fosses nasales, on obtient les voyelles dites *nasales* : an, en, in, on, un.

II. Les CONSONNES, au nombre de vingt, sont des bruits qui se produisent dans le tuyau vocal à la suite d'un rétrécissement subit d'une de ses parties. On les divise, selon le siège de l'occlusion, en *labiales, linguales, palatines* ou *gutturales*. Une consonne ne peut être émise sans l'adjonction d'une voyelle ; c'est du reste à cette particularité qu'elle doit son nom (de *cum* avec, *sonans* qui sonne).

Les consonnes *m* et *n* dépendent du passage de l'air par le nez, ce qui a fait dire à Pils :

> L'M au fond du gosier, s'enferme en mugissant.
> L'N au plus haut du nez s'enfuit en résonnant.

Aussi, quand les fosses nasales sont obstruées soit par la présence d'un polype, soit encore par le simple gonflement de la muqueuse, comme on l'observe dans le coryza, ces consonnes ne peuvent plus être émises clairement, et on les remplace par les lettres *b* et *d* : *non* devient *don* et *enrhumé enrhubé*. Pour les consonnes *j, v, z,* la voix est indispensable à leur production ; elles ne peuvent être prononcées dans le chuchottement ; dans ce cas, on fait comme les Allemands qui parlent notre langue et l'on dit *ch* pour *j*, *f* pour *v* et *s* pour *z*. *J'aime* devient *chaime* ; *voulez-vous, foulez-fous* et *zèle, sèle*.

Les vices de la parole sont nombreux ; ils sont caractérisés par l'impossibilité ou la difficulté de prononcer certaines lettres de l'alphabet. On distingue, entre autres troubles phonétiques : le grasseyement, le lambdacisme, le mogilalisme, l'iotacisme, le zézaiement, le bredouillement, l'hottentotisme et le bégaiement.

Le *grasseyement* consiste dans le vice de prononciation de la lettre *r*, soit en y substituant la lettre *l*, soit en la supprimant, comme le faisaient les muscadins de la Révolution. Cette défectuosité de langage est fréquente chez les Parisiens : on dit qu'ils *parlent gras*.

Le *lambdacisme* ou *lallation* est la difficulté de prononcer la lettre l.

Le *mogilalisme* est une sorte de bégaiement général qui s'exagère dans la prononciation des labiales p, b. Il s'observe surtout chez ceux qui sont affectés de bec-de-lièvre. Si cette affection est compliquée de la perforation de la voûte palatine, la difficulté de prononciation s'étend au *j* et au *g* doux et donne lieu à l'*iotacisme*.

Le *zézaiement* est la substitution d'une consonnance dure à une douce. Les personnes qui zézayent remplacent, par exemple, le j ou le g doux et quelquefois le ch par le z ; elles disent *ze* pour *je*, *zère zulie* pour *chère julie* : ce vice d'articulation est familier aux enfants. Il peut être acquis par l'habitude de parler italien et les petites maîtresses du temps de Condé affectaient ce langage enfantin.

Le *bredouillement* est l'articulation confuse et trop précipitée des mots ; il est l'exagération du balbutiement des enfants qui commencent à parler, ou des vieillards édentés.

Le *hottentotisme* est une parole enrouée et gutturale comparable à la langue confuse que parlent les Hottentots et les goitreux des Alpes.

Enfin, le *bégayement* est produit par la difficulté d'articuler certaines consonnes, telles que g, k, l, t.

Au contraire de la surdi-mutité, le bégayement est souvent héréditaire. La cause de cette imperfection de langage n'est pas encore bien définie : elle semble liée à l'innervation des muscles de la langue plutôt qu'à leur mode de conformation : ce qui explique sa persistance, après la section des muscles génio-glosses à leur attache au maxillaire inférieur. Plusieurs méthodes orthophoniques ont été préconisées pour la cure du bégayement ; elles sont toutes basées sur la gymnastique raisonnée et soutenue de la prononciation ; certains procédés tels que ceux de Malebouche, Colombat, de M° Leigh, de Itard, etc., font intervenir l'usage d'un agent mécanique particulier tel que la *fourchette*, le *brise-langue*, etc. dont le but est de borner les mouvements de la langue ; l'écuelle d'Ambroise Paré, que nous avons citée plus haut, se rapproche de ce mode de traitement. Déjà Démosthène avait cherché à se défaire de son bégayement, en parlant à haute voix sur le bord de la mer et la bouche remplie de *petits cailloux*.

Parmi nos grands hommes qui étaient bègues, nous citerons encore Louis III, dit le bègue, Louis XIII et Camille Desmoulins. La Gironde est, paraît-il, le pays qui compte le plus d'habitants bègues et cependant, c'est peut-être la contrée la plus féconde en grands orateurs.

Les émotions morales augmentent chez les bègues la difficulté de parler et bien que le système nerveux soit plus impressionnable chez les femmes que chez les hommes, les premières sont rarement atteintes de ce vice de prononciation. J.-J. Rousseau a donné de ce fait une explication originale, mais insuffisante : « Les femmes, dit-il, ont la langue flexible, parlent plus agréablement que les hommes, parce que la parole est pour elles l'instrument le plus utile et le plus indispensable à leur bonheur ; et la nature, par une juste compensation des maux qu'elle leur impose, n'a pas voulu les priver de l'arme la plus puissante dont elles puissent faire usage. »

APPAREIL DU GOUT

§ 1ᵉʳ. **Du goût.** — Le sens du goût nous fait apprécier les saveurs des corps ; il dirige les animaux dans le choix de leur nourriture, et cette importante attribution l'a fait appeler « l'œil de l'estomac ». Par l'appât du plaisir qu'il procure, il invite à réparer les pertes de l'organisme et préside à la conservation de l'individu.

Le goût développe des impressions sensoriales, variables selon les personnes : chez les unes, ce sens est très-borné ; chez d'autres, au contraire, il acquiert une finesse remarquable. C'est ainsi qu'à Rome, certains gourmets désignaient au goût l'endroit précis du Tibre où avait été pêché le poisson qui leur était servi, et que d'autres, non moins habiles, savaient reconnaître si les figues qui avaient engraissé les foies d'oie étaient fraîches ou sèches. De nos jours, on rencontre des amateurs de gibier qui distinguent nettement la cuisse sur laquelle la perdrix s'appuie en dormant, et il n'est pas rare de trouver des dégustateurs qui indiquent non seulement le terroir d'un vin, mais encore le vignoble qui l'a fourni et l'année de sa récolte. On ne parvient à une délicatesse aussi exquise du goût que par un exercice attentif et soutenu de ce sens.

Le désir immodéré de satisfaire le sens du goût ne s'observe que dans l'espèce humaine : l'homme est, en effet, le seul des animaux qui boive sans soif et mange sans faim ; de là la fréquence des gastrites, des migraines, de l'ivresse et des indigestions. Les Grecs et les Romains ont poussé la gourmandise à ce point, qu'ils inventèrent des recettes pour vomir après le repas, afin de se remettre à table ; ils avaient plutôt pour but, comme disait Montaigne, « l'avaller que le gouster. « Apicius se tua, parce qu'il estimait qu'avec un demi-million, reste de son immense patrimoine, il n'avait plus de quoi souper !

La véritable maxime de la tempérance doit être celle que Harpagon voulait faire graver en lettres d'or sur la cheminée de sa salle à manger : « *Il faut manger pour vivre, et non pas vivre pour manger* », maxime ancienne, que les Latins énonçaient par les lettres initiales de chaque mot : E. V. V. N. V. V. E. : *Ede Vt Vivas, Ne Vixas Vt Edas.*

Moins bien partagé que les autres sens, au point de vue de la multiplicité des impressions perçues dans le même laps de temps, le goût a sur eux l'avantage de ne pas s'affaiblir avec l'âge, et de constituer la principale jouissance de la vieillesse.

Une excitation trop intense peut diminuer et même suspendre temporairement la perception des impressions sapides ; aussi les aliments trop chauds perdent-ils toute la saveur qu'on leur trouve lorsqu'ils sont refroidis : c'est encore pour cette raison qu'il est très bon de prendre les médicaments désagréables, comme l'huile de ricin, entre deux rasades d'eau-de-vie.

Si l'excitation est permanente, ainsi qu'on l'observe chez ceux qui font abus des liqueurs alcooliques ou qui recherchent les mets fortement épicés, le sens du goût s'émousse graduellement, et il ne peut être impressionné que par des excitants très énergiques. Aussi est-ce avec raison que Brillat-Savarin conseille de changer plusieurs fois de vins pendant le repas : « La langue, dit-il, se sature, et, après le troisième verre, le meilleur vin n'éveille plus qu'une sensation obtuse. »

« Quelques personnes, dit A. Le Pileur, affectent pour le sens du goût un dédain motivé, sans doute, jusqu'à un certain point, mais qui ferait croire qu'elles n'en parlent que par ouï-dire. *L'esprit doit sur le corps prendre le pas devant,* comme le proclame emphatiquement Belise ; mais le bonhomme Chrysale a-t-il tort en disant : *Oui, mon corps est moi-même, et j'en veux prendre soin ?* et sans trouver, comme lui, Plutarque bon à mettre des rabats, ne peut-on pas se souvenir en temps et lieu qu'*on vit de bonne soupe et non de beau langage,* l'une ne faisant d'ailleurs aucun tort à l'autre, et que manquer du sens même le plus modeste, c'est être incomplet, après tout, et que Thénard, parlant en pleine Sorbonne de la cuisine, l'appelait *cette partie importante de la chimie ?* Qu'on pense du goût ce qu'on voudra, toujours est-il que de tout temps on en a fait l'apanage des gens d'esprit. » C'est aussi l'opinion de Brillat-Savarin : *Les animaux se repaissent,* a-t-il dit, *l'homme mange ; l'homme d'esprit seul sait manger.*

§ 2. **Des saveurs.** — La saveur est la sensation particulière produite par certains corps sur l'organe du goût. Les corps qui jouissent de cette propriété sont dits *sapides* (du latin *sapere*) ; les autres sont *insipides* (du latin *insipere*). Un corps n'est sapide qu'à la condition d'être à l'état de dissolution lorsqu'il est mis en contact avec l'organe du goût. C'est la sécrétion salivaire qui nous avertit qu'un corps est sapide, et son intervention est si nécessaire, qu'elle précède souvent la préhension des aliments. On sait, en effet, que la vue ou même le souvenir d'un mets savoureux remplissent la bouche de salive ; ils font, comme on le dit, *venir l'eau à la bouche.* De même, la vue d'un morceau de viande provoque chez un chien une salivation abondante. Dans certains états pathologiques, la sécrétion de ce liquide est diminuée et même supprimée ; la bouche devient alors sèche, et les saveurs ne sont plus appréciées.

Ce qui prouve que les glandes salivaires sont liées aux fonctions de gustation, c'est que, chez les animaux qui en sont privés, le goût n'existe pas.

Une autre condition utile à l'exercice du goût est la division des corps sapides en particules fines ; or ce rôle est dévolu à l'appareil masticateur. Pour rendre plus intime le contact des substances ainsi fragmentées avec la langue, celle-ci les écrase contre la voûte palatine, et cette pression est si efficace, qu'on attribue souvent au palais une délicatesse qu'il n'a pas.

Tandis que le sens de l'odorat est impressionné par des molécules d'une ténuité extrême, puisque les corps d'où elles émanent ne diminuent pas sensiblement de poids après plusieurs années d'usage, le sens du goût, au contraire, ne peut être stimulé qu'à l'aide d'une quantité relativement considérable de substance sapide : c'est ainsi qu'une solution ne paraîtra ni sucrée, ni salée, si, pour 1,000 grammes d'eau, elle ne contient pas plus de 10 grammes de sucre ou plus de 10 grammes de sel. Le caractère de l'eau potable est de ne contenir que 3 grammes de matières salines pour 1,000 grammes de véhicule ; au-dessus de cette quantité, les sels dissous donnent à l'eau une saveur plus ou moins désagréable. Les saveurs amères sont de toutes les plus pénétrantes, car, pour dissimuler l'amertume de 1 gramme d'extrait de coloquinte, il faut au moins 5,000 grammes de liquide.

Le sens de l'odorat est, pour ainsi dire, un annexe de celui du goût ; Brillat-Savarin pense même que ces deux sens n'en forment qu'un seul, « dont l'un est le *laboratoire* et l'autre la *cheminée.* » Le même auteur ajoute : « On ne mange rien sans le sentir avec plus ou moins de réflexion ; et, pour les aliments inconnus, le nez fait toujours fonction de sentinelle avancée, qui crie : *Qui va là* ? Un gourmand, assis devant un bon plat dont il respire les émanations et dans lequel il plonge déjà sa fourchette, en sent d'avance le goût exquis ; l'idée de la saveur attendue équivaut à la sensation de la saveur présente, de même qu'une personne chatouilleuse, que l'on menace de chatouiller et qui voit la main s'approcher d'elle, imagine si fortement sa sensation prochaine, qu'elle en a des attaques de nerfs, les mêmes attaques que si la sensation avait lieu . »

L'odorat intervient surtout dans l'appréciation des saveurs aromatiques et spiritueuses : c'est pourquoi le fumet des viandes et le bouquet des vins disparaissent dès que l'on se bouche le nez ou qu'un coryza plus ou moins intense nous prive momentanément de l'olfaction. La corrélation sympathique des fonctions du goût et de l'odorat est si intime, que, pour avaler une substance désagréable, on se pince instinctivement le nez. L'olfaction n'a aucune action sur les impressions réellement gustatives, telles que le *doux* et l'*amer.* Il est donc inutile, comme le font certaines personnes, de se boucher le nez pour prendre de l'eau de Sedlitz. Quant aux saveurs *salées, alcalines* et *acides*, on pense qu'elles sont placées sous la dépendance de la sensibilité tactile de l'organe du goût.

« Le nombre des saveurs est infini, dit l'auteur de *la Physiologie du goût*, car tout corps soluble a une saveur spéciale qui ne ressemble entièrement à aucune autre. Les saveurs se modifient en outre par leur agrégation simple, double, multiple ; de sorte qu'il est impossible d'en faire le tableau, depuis la plus attrayante jusqu'à la plus insupportable, depuis la fraise jusqu'à la coloquinte. Aussi tous ceux qui l'ont essayé ont-ils à peu près échoué. »

Chevreul a néanmoins proposé une classification dans laquelle il tient compte de l'intervention du tact et de celle de l'odorat. Il divise les corps sapides en quatre classes : 1° ceux qui agissent sur le tact (glace) ; 2° ceux qui agissent sur le tact et sur l'odorat (cuivre, étain) ; 3° ceux qui agissent sur le tact et le goût (sucre, sel) ; 4° enfin ceux qui agissent sur le tact, le goût et l'odorat (aliments assaisonnés).

La division ancienne des saveurs en *agréables* et en *désagréables* a été rejetée à juste titre, parce qu'elle repose sur l'arbitraire. On sait, en effet, que la qualité d'une saveur est diversement appréciée selon les individus ; ainsi, le Lapon et l'Esquimau boivent avec plaisir l'huile rance de poisson ; le Persan se sert en guise de condiment de l'asa fœtida, qu'il appelle le *parfum divin,* et le Chinois assaisonne la salade avec l'huile de ricin.

§ 3. **Siège du goût.** — La langue est l'agent principal, mais non exclusif, du goût ; les parties qui limitent l'isthme du gosier jouissent aussi, bien qu'à un moindre degré, de la faculté de percevoir les saveurs. Les joues, les lèvres et le palais ne prennent aucune part à la gustation.

Toutes les parties de la langue ne sont pas également sensibles aux impressions gustatives : la *base*, la *pointe* et les *bords*, par exemple, possèdent ce privilège, tandis que le *dos* et la *face inférieure* de cet organe semblent en être dépourvus. Cette topographie du goût explique la persistance de ce sens chez les individus en apparence privés de langue et chez ceux qui ont subi une mutilation même étendue de cet organe comme autrefois les blasphémateurs auxquels un édit de saint Louis ordonnait d'arracher la langue. Dans ces cas particuliers, l'absence de la langue n'est pas complète et la base de cet organe persiste toujours sous la forme d'un moignon de volume variable.

Les physiologistes ont remarqué que certaines saveurs impressionnent plus ou moins vivement le sens du goût, selon qu'elles sont perçues par l'une ou l'autre région de la langue : les saveurs *amères*, par exemple, sont à peine sensibles à la *pointe* et sont très nettes à la *base* ; le contraire a lieu pour les saveurs *acides* et *salées*. Il est même des substances qui offrent une saveur différente suivant le siège de leur contact avec l'organe du goût : le nitrate de potasse et le sulfate de soude sont dans ce cas ; ils présentent une amertume prononcée à la base, tandis qu'ils paraissent, le premier acide, et l'autre salé à la pointe.

Les substances sapides peuvent agir sur les extrémités des nerfs du goût sans l'intermédiaire de la langue, et de même qu'il est possible de provoquer le vomissement en administrant l'émétique par une autre voie que le tube digestif, de même en injectant du lait dans les veines d'un chien, Magendie a démontré que cet animal se pourléchait, comme s'il venait de lapper un liquide agréable. Claude Bernard a fait une épreuve complémentaire en injectant dans le torrent circulatoire d'un chien une dissolution étendue d'extrait de coloquinte, et peu après l'animal a manifesté son dégoût par des mouvements de gueule caractéristiques. Nous savons aussi que chez l'homme un lavement médicamenteux donne lieu à des sensations gustatives qui varient avec les substances administrées ; de même une application de teinture d'iode sur une partie quelconque du corps produit souvent un goût d'iode plus ou moins prononcé dans la bouche.

§ 4. **Structure de l'organe du goût.** — La langue, qui, d'après Montaigne, est la partie « par laquelle les médecins connaissent les maladies du corps et les philosophes celles de l'âme », se compose : 1° d'un squelette ostéo-fibreux ; 2° de muscles nombreux ; 3° d'une membrane muqueuse, siège spécial du goût ; 4° des vaisseaux et des nerfs qui concourent à la nutrition et à l'innervation de ces différents tissus.

1° Le SQUELETTE OSTÉO-FIBREUX est constitué par un os en fer à cheval, *l'hyoïde*, et par deux lames fibreuses, la membrane *hyo-glossienne* et le *septum médian fibreux*. La première, d'un pouce environ de hauteur, fixe la base de la langue à l'os hyoïde, et l'autre est une sorte de cloison verticale falciforme, qui divise la langue en deux parties égales.

2° MUSCLES. — Les nombreuses fibres musculaires de la langue, considérées autrefois comme « inextricables, » ont aujourd'hui une direction et des usages déterminés. On les divise en quinze muscles, dont sept pairs et un impair. Ils tirent tous leur nom des os ou organes voisins qui leur servent d'insertion fixe. Les sept pairs sont : les *stylo-glosses*, les *hyo-glosses*, les *génio-glosses*, les *pharyngo-glosses*, les *palato-glosses*, les *amygdalo-glosses* et les *linguaux inférieurs* ; le muscle impair est le *lingual supérieur*.

I. Les *stylo-glosses* s'étendent des apophyses styloïdes aux parties latérales de la langue, où ils se divisent en trois faisceaux : un *supérieur*, un *moyen* et un *inférieur*. Le premier élève de son côté le bord correspondant de la langue ; le deuxième attire en haut et en arrière la totalité de l'organe, et concourt au mouvement de rétrocession de cet organe ; enfin, le dernier soulève la base de la langue, à la façon d'une sangle.

II. Les *hyo-glosses* sont deux muscles quadrilatères, qui naissent de l'os hyoïde par trois faisceaux : l'un se fixe au corps de l'os et prend pour ce motif le nom de *basioglosse* ; l'autre provient de la grande corne du même os et s'appelle le *cérato-glosse* (de κέρας, corne) ; enfin, le troisième ou *faisceau oblique accessoire*, qui manque souvent, se termine à la pointe de la langue. Par leur face profonde, ces muscles sont en rapport immédiat avec les artères linguales ; aussi est-on obligé d'inciser leur fibres lorsque, dans le cas d'hémorrhagie rebelle de la langue, on pratique la ligature de ces vaisseaux. L'action des hyo-glosses est d'incliner de leur côté respectif le bord correspondant de la langue ; ils sont donc antagonistes des faisceaux moyens de stylo-glosses, qui agissent en sens inverse.

III. Les *génio-glosses* forment la plus grande partie de la langue. Accolés l'un à l'autre par leur face interne, ils entrecroisent leurs fibres au niveau du bord inférieur du *septum médian*, et semblent ne constituer qu'un seul muscle. Leurs fibres naissent, par un court tendon, des apophyses génies, et se terminent, en s'épanouissant, à la face profonde de la muqueuse linguale.

Les fibres inférieures de ces muscles portent en avant l'os hyoïde et par conséquent déterminent la prépulsion de la pointe de la langue, tandis que leurs fibres antérieures font rentrer cet organe dans la cavité buccale. Ainsi les mêmes muscles ont une action opposée selon le groupe de fibres qui se contracte.

A la suite d'une hémorrhagie cérébrale, on observe souvent la paralysie d'une moitié de la langue ; dans ce cas, un seul muscle génio-glosse se contracte, et la pointe de la langue est projetée du côté opposé à la paralysie.

Quelques chirurgiens ont considéré comme une cause fréquente de bégaiement la rétraction congénitale des génio-glosses, et dans l'espoir de guérir ce vice de prononciation, ils ont pratiqué la section de ces muscles à leur attache au maxillaire. Or, il est démontré que, dans l'immense majorité des cas, le bégaiement est dû à un trouble d'innervation de l'appareil phonateur, et que l'opération de la ténotomie est non seulement inutile, mais même dangereuse, par suite de l'hémorrhagie mortelle qu'elle peut provoquer.

IV Les *pharyngo-glosses* (ou *glosso-pharyngiens* ou *faisceau lingual du constricteur*), sont formés par des fibres du muscle constricteur supérieur du pharynx. Ils sont, comme le muscle d'où ils émanent, constricteurs de l'orifice supérieur du pharynx, et leur intervention est surtout manifeste dans le premier temps de la déglutition.

V. Les *palato-glosses* ou *glosso-staphylins* sont situés dans l'épaisseur des piliers antérieurs du voile du palais ; ils sont constricteurs de l'isthme du gosier, et leur action est synergique de celle des *pharyngo-glosses* dans les mouvements de déglutition.

VI. Les *amygdalo-glosses*, découverts par M. Broca, embrassent, à la manière d'une sangle, la base de la langue qui se creuse en gouttière sur sa face dorsale, au moment de leur contraction simultanée.

VII. Les *linguaux inférieurs*, formés de trois faisceaux distincts, rétractent la pointe de la langue.

VIII. Le *lingual supérieur* est composé de fibres longitudinales dirigées d'arrière en avant qui occupent toute la face supérieure de la langue jusqu'à la pointe. Cette couche musculaire s'unit latéralement aux palato-glosses et aux faisceaux moyens des stylo-glosses pour constituer une sorte de muscle peaucier qui sert, en quelque sorte d'étui, à la langue. Les attaches postérieures du muscle lingual supérieur se divisent en trois faisceaux : un médian ou *muscle glosso-épiglottique*, et deux latéraux ou muscles *chondro-glosses* qui naissent des petites cornes de l'os hyoïde.

En résumé, il existe dans la langue un grand nombre de fibres qui s'entrecroisent suivant les trois directions : longitudinale, transversale et verticale. Cette structure compliquée est en harmonie avec les mouvements multiples que la langue effectue dans l'accomplissement de ses nombreuses et importantes fonctions, qui sont : l'articulation des sons, la succion, la mastication, la déglutition et l'expuition.

Les muscles de la langue sont innervés par les deux nerfs grands hypoglosses à l'exception des stylo-glosses, des palato-glosses et des pharyngo-glosses qui reçoivent, les deux premiers, le rameau du facial, et l'autre des branches du plexus pharyngien. Chaque nerf préside à la motricité d'une moitié de la langue, et la paralysie de l'un d'eux entraîne nécessairement celle de la partie à laquelle il se distribue. Outre la paralysie, les nerfs moteurs de la langue peuvent être atteints de tremblement, d'ataxie, de contracture et de convulsions. On a signalé encore certains troubles particuliers des mouvements phonétiques qui rendent la langue immobile dès que le sujet veut parler.

3° La MUQUEUSE LINGUALE est continue à celle qui tapisse les parois de la cavité buccale. En se réfléchissant sur le plancher de la bouche, cette membrane présente à la pointe de la langue un repli médian triangulaire, appelé *frein*. Trop court, ce repli forme une espèce de bride ou *filet* qu'il faut couper parce qu'il empêche les enfants de téter.

On pratique, en France, la section du filet à l'aide de ciseaux ordinaires ; en Italie, les matrones se servent de l'ongle du petit doigt qu'elles laissent croître à cet effet. Cette petite opération est le plus souvent sans gravité, quelquefois cependant elle est suivie d'une hémorrhagie plus ou moins abondante, provoquée, non par lésion directe des vaisseaux de la langue, mais par l'effet du vide qui tend à se produire dans la cavité buccale au moment de la succion.

Au-dessous de la pointe de la langue, le plancher de la bouche est parfois le siège d'une petite tumeur molle, fluctuante, appelée *grenouillette*, parce que, dit A. Paré, « ceux qui la portent parlent en coassant et comme en grenouillant ». Cette tumeur se développe le plus souvent dans le conduit de la glande sous-maxillaire. Certains auteurs prétendent qu'elle se forme aussi dans une cavité dite bourse muqueuse de Fleischmann, située entre la muqueuse et le corps musculeux de la langue ; mais M. Sappey et d'autres anatomistes ont nié l'existence de cette cavité.

La muqueuse linguale présente avec la peau une certaine analogie de structure ; comme cette dernière, en effet, elle est formée de deux couches superposées, dont l'une est superficielle ou épithéliale, et l'autre profonde ou dermique.

La couche profonde est constituée par un tissu feutré, dense et épais, renfermant dans les interstices de ses mailles serrées, des glandes nombreuses qui concourent, avec les glandes salivaires, à lubrifier les parois de la bouche. La face superficielle du derme est hérissée de nombreux prolongements mamelonnés appelés *papilles linguales* dans lesquelles se terminent les vaisseaux et les nerfs de la langue.

Les papilles sont disposées suivant des lignes obliques dirigées en avant et en dehors à la manière des barbes d'une plume. Ces lignes sont séparées les unes des autres par autant de sillons intermédiaires, dont le but est de recevoir les particules sapides, afin d'en prolonger le contact avec ces éminences papillaires.

Celles-ci ne se rencontrent que dans la région gustative de la langue ; aussi les physiologistes les ont-ils considérées comme les organes essentiels du goût.

C'est pour éviter la prolongation de ce contact que l'on se hâte d'avaler les substances à saveur désagréable, et que les dégustateurs se contentent d'agiter dans leur bouche, sans l'avaler, le vin dont ils veulent apprécier la qualité.

L'utilité de ce contact apparaît encore lorsque la langue est recouverte d'un enduit épais ; dans ce cas, les papilles ne perçoivent d'autre goût que celui de cette couche isolante et toutes les substances introduites dans la bouche réveillent la même impression désagréable ; on dit alors que *l'on a mauvaise bouche*.

Il n'existe aucun rapport entre la finesse de la gustation et le développement des papilles ; certaines personnes âgées, qui ont perdu le goût, possèdent des papilles assez saillantes pour donner à leur langue l'aspect de celle d'un chat.

On a divisé les papilles linguales, d'après leur forme, en quatre espèces :

1° Les *caliciformes* qui sont disposées à la base de la langue sous la figure d'un V dont le sommet est occupé par une papille plus volumineuse, à centre fortement déprimé appelé *trou borgne* ;

2° Les *corolliformes* ou *filiformes* qui sont placées en avant du V lingual et se dirigent obliquement en avant et en dehors ;

3° Les *fongiformes* et 4° les *hémisphériques* qui sont irrégulièrement disséminées sur toute la surface gustative de la langue.

La *couche superficielle* ou *épithéliale* présente la même structure que l'épiderme de la peau ; elle est donc formée de petites écailles imbriquées, dites cellules *pavimenteuses*, à cause de leur ressemblance avec les pavés de nos rues. Cette couche revêt toutes les dépressions et les aspérités du derme. Elle fournit une gaine spéciale à chaque papille et forme des houppes filamenteuses au niveau des papilles corolliformes. Ces prolongements épidermiques sont si nombreux que leur ensemble a été comparé à une sorte de gazon microscopique qui recouvre la langue. On rencontre souvent entre ces filaments des parasites végétaux, tels que le *leptothrix buccalis* décrit par M. Robin ; le *cryptogame innominé* auquel M. Raynaud attribue les dépôts noirâtres, si fréquents chez les vieillards ; enfin, l'*oïdium albicans*, qui peut se développer sur toute la muqueuse du tube digestif et constitue le *muguet*.

Les cellules épithéliales subissent une mue perpétuelle ; leur prolifération est incessante, et des cellules de nouvelle formation remplacent aussitôt celles que la mastication ou la salivation ont détachées.

Le matin à jeun, les lamelles épithéliales de la nuit se sont accumulées à la surface de la langue, où elles forment un enduit blanchâtre plus ou moins épais. Cet enduit apparaît encore sous l'influence de certains troubles de la nutrition, on dit alors que la langue est *chargée*. L'examen de la langue est un signe précieux pour le médecin. Ainsi, dans la fièvre typhoïde, elle est couverte de fuliginosités noirâtres ;

elle est rôtie et comme ratatinée dans les maladies graves ; et les affections de voies digestives lui impriment des caractères spéciaux, véritables avec la nature de la maladie.

Ce n'est donc pas sans raison que l'on appelle la langue le *miroir* du tube digestif, puisque l'état de l'un de ces organes est subordonné à celui de l'autre.

La transparence relative des lamelles épithéliales permet d'apercevoir la teinte normale de la couche dermique, et donne à la langue sa couleur rosée ; mais que cet épithélium vienne à tomber, ainsi qu'on l'observe dans la scarlatine, le derme est alors mis à nu et, comme il est congestionné par l'intensité de la fièvre, il apparaît avec une teinte rouge framboise caractéristique.

La muqueuse linguale possède deux espèces de sensibilité : la *sensibilité gustative* et la *sensibilité générale*, dont les différents modes sont les sensibilités *tactile, douloureuse* et *thermique*.

Les nerfs qui président à ces diverses sensibilités sont le *glosso-pharyngien* pour le tiers postérieur de la langue, et le *lingual* pour les deux tiers antérieurs. Quelle part exacte de sensibilité revient à chacun d'eux ? La science ne peut répondre encore à cette question. Cependant, la plupart des physiologistes modernes admettent :

1° Que ces deux nerfs se partagent la sensibilité gustative et que le *glosso-pharyngien* perçoit surtout les saveurs *amères* ;

2° Que la sensibilité *générale* de la pointe et des bords de la langue est placée sous la dépendance du *lingual* et que les fibres gustatives de ce nerf lui sont données par la *corde du tympan*, branche émanée du facial.

Ces conclusions sont tirées des expériences suivantes : un chien sur lequel on pratique la section des deux *glosso-pharyngiens* mange sans répugnance une pâtée imbibée de coloquinte ; et si l'on coupe sur cet animal les deux *linguaux*, les saveurs sont encore perçues à la pointe et aux bords, mais la sensibilité générale disparaît : on peut alors piquer ou brûler ces régions sans provoquer aucune douleur. On a de plus remarqué que les affections du nerf facial coïncidaient souvent avec une paralysie du goût et la conservation de la sensibilité générale.

On considère encore comme nerf de sensibilité générale le *laryngé supérieur* qui fournit plusieurs rameaux grêles à la muqueuse de la langue. Ce nerf est une branche du *pneumogastrique* qui, entre autres organes, innerve l'estomac ; or cette particularité explique la sympathie qui existe entre la langue et l'estomac dans le cas, par exemple, où l'on provoque l'envie de vomir par la titillation de la base de la langue.

Nous terminerons cette étude de la sensibilité linguale par un aperçu rapide des troubles que celle-ci peut subir sous l'influence de certains états pathologiques.

En analysant le sens du goût, nous voyons que trois phénomènes concourent à sa production : 1° *impression* de l'organe du goût par les corps sapides ; 2° *transmission* de la sensation gustative au cerveau par l'intermédiaire des nerfs sensitifs de la langue ; enfin 3° *perception* et *appréciation* par le cerveau de l'impression transmise. Le jeu de ce mécanisme ne peut être régulier en l'absence de l'un ou de l'autre de ces trois phénomènes, et les modifications de la sensibilité gustative seront subordonnées à l'état des organes qui concourent à ces diverses fonctions. D'où la division des troubles de la gustation en troubles de cause *périphérique, intermédiaire* ou *centrale* selon que l'altération porte sur la langue, les nerfs ou les centres nerveux.

La sensibilité générale peut être perdue ou exagérée ; dans le premier cas, elle produit l'*anesthésie* et dans l'autre l'*hyperesthésie*. Ces troubles accompagnent quelquefois les mêmes maladies, telles que l'hystérie, l'hypochondrie, la manie et la mélancolie ; mais l'*anesthésie* se rencontre surtout dans les affections cérébrales, et l'*hyperesthésie* est liée le plus souvent aux névralgies, aux inflammations et aux ulcérations cancéreuses, scorbutiques ou syphilitiques.

Les troubles de la *sensibilité gustative* sont : l'*ageusie* ou diminution du goût pouvant aller jusqu'à la paralysie de ce sens ; l'*hypergeusie* ou exagération du goût, et la *parageusie* ou perversion du goût. L'*ageusie* se constate dans toutes les affections qui recouvrent la langue d'un enduit particulier ; tels sont l'embarras gastro-intestinal, le diabète, etc. Plusieurs médicaments paralysent aussi le goût, à savoir : l'aconit, la belladone, l'opium et le bromure de potassium ; mais ce dernier exerce surtout son action sur la sensibilité du voile du palais. La *parageusie* se rencontre à des degrés variables dans les maladies qui donnent à la salive un goût spécial, provenant de certaines substances éliminées par les glandes salivaires, ainsi qu'on l'observe dans le diabète, la jaunisse et les intoxications saturnine, mercurielle et iodique. La chlorose et la grossesse donnent quelquefois lieu à une dépravation du goût que l'on désigne sous le nom de *pica* ou de *malacia*. Cette particularité est caractérisée par la recherche de substances non comestibles, telles que le charbon, le plâtre, la terre, les poux, les araignées, les matières fécales, des croûtes arrachées à des varioleux, du sang, l'urine, l'encre, etc.

Il ne faut pas attribuer à une perversion du goût le cas d'Elisabeth de Hongrie qui buvait l'eau avec laquelle elle venait de laver les pieds des malheureux, ni celui de cette autre sainte qui léchait les ulcères les plus repoussants : ce sont des actes de mortification accomplis par esprit de pénitence.

Le goût est, comme les autres sens, sujet à des sensations subjectives. Ces troubles particuliers se rencontrent chez les personnes atteintes de névroses ou de maladies mentales : c'est ainsi que certains aliénés prennent pour du sucre pulvérisé le sulfate de quinine dont l'amertume est si prononcée.

LÉGENDE DES CHIFFRES
COMPRIS DANS LA PLANCHE DE LA LANGUE ET DU LARYNX

1. Glande parotide.
2. Muscle masséter.
3. Canal de Sténon.
4. Corps du maxillaire inférieur.
5. Ligne oblique externe.
6. Bord alvéolaire.
7. Symphyse.
8. Branche gauche.
9. Apophyse coronoïde.
10. Condyle.
11. Ventre postérieur du digastrique.
12. Ventre antérieur du digastrique.
13. Tendon du digastrique.
14. Expansion fibreuse s'attachant à l'os hyoïde et sous laquelle se réfléchit le tendon 13.
15. Muscle stylo-hyoïdien superficiel.
16. Ligne oblique interne, qui donne attache au muscle mylo-hyoïdien. La glande sous-maxillaire porte le même numéro.
17. Coupe du muscle mylo-hyoïdien droit.
18. Muscle génio-hyoïdien.
19. Prolongement de la glande parotide entre les deux muscles ptérygoïdiens.
20. Insertion du ptérygoïdien externe.
21. Muscle ptérygoïdien interne.
22. Nerf mylo-hyoïdien.
23. Épine de Spyx.
24. Nerf dentaire inférieur.
25. Fossette de la glande sous-maxillaire.
26. Ligne oblique interne.
27. Muqueuse linguale munie de ses papilles.
28. Base de la langue et papilles caliciformes.
29. Muqueuse du plancher de la bouche.
30. Prolongement postérieur de la glande sous-maxillaire.
31. Prolongement antérieur de la glande sous-maxillaire.
32. Muscle thyro-hyoïdien.
33. Filet du nerf grand hypoglosse.
34. Bandelette fibreuse.
35. Tubercule inférieur de la ligne fibreuse oblique.
36. Tubercule supérieur de la ligne fibreuse oblique.
37. Corps de l'os hyoïde.
38. Petite corne de l'os hyoïde.
39. Grande corne de l'os hyoïde.
40. Ligament thyroïdien latéral.
41. Nerf laryngé supérieur.
42. Nerf laryngé externe.
43. Artère laryngée supérieure.
44. Artère laryngée inférieure.
45. Grande corne du cartilage thyroïde.
46. Cartilage thyroïde.
47. Pomme d'Adam.
48. Membrane thyro-hyoïdienne.
49. Artère thyroïdienne supérieure.
50. Artère thyroïdienne inférieure.
51. Lobe gauche de la glande thyroïde.
52. Isthme de la glande thyroïde.
53. Petite corne du cartilage thyroïde.
54. Muscle crico-thyroïdien.
55. Ligament crico-thyroïdien moyen.
56. Surface articulaire destinée à la petite corne du cartilage thyroïde.
57. Noyaux cartilagineux occupant la partie moyenne du ligament thyro-hyoïdien latéral.
58. Nerf et artère laryngés supérieurs.
59. Épiglotte.
60. Nerf laryngé supérieur.
61. Anastomose du nerf laryngé supérieur et du récurrent.
62. Paroi externe du ventricule du larynx.
63. Muscle thyro-aryténoïdien.
64. Muscle crico-aryténoïdien latéral.
65. Muscle crico-aryténoïdien postérieur.
66. Muscle aryténoïdien.
67. Cartilage cricoïde.
68. Anneaux de la trachée.
69. Muscle aryténo-épiglottique.
70. Nerf récurrent.
71. Cartilage de Wrisberg.
72. Cartilage corniculé.
73. Cartilage aryténoïde.
74. Paroi interne du ventricule laryngien.
75. Glandes en L.
76. Coupe du muscle aryténoïdien.
77. Ventricule du larynx.
78. Corde vocale inférieure.
79. Corde vocale supérieure.
80. Repli aryténo-épiglottique.
81. Portion sus-glottique du larynx.
82. Portion sous-glottique du larynx.
83. Muscle thyro-aryténoïdien.
84. Masse graisseuse.
85. Gouttière latérale.

Imp. Saint Aubin et Thevenot, Saint-Dizier (Haute-Marne), 30, Passage Verdeau, Paris.